3 61

NOTES ET OBSERVATIONS

SUR

L'ÉPIDÉMIE CHOLÉRIQUE A TOULON

EN 1884

Par le docteur F. GENDRON

DE LA FACULTÉ DE PARIS

Membre de la Société de Médecine Publique et d'Hygiène Professionnelle,

Médecin-adjoint à la Compagnie du Gaz

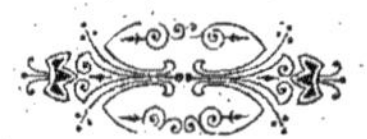

PARIS

ALEXANDRE COCCOZ

LIBRAIRE-ÉDITEUR

11, rue de l'Ancienne-Comédie, 11

—

1885

57

NOTES ET OBSERVATIONS

SUR

L'ÉPIDÉMIE CHOLÉRIQUE A TOULON

en 1884

Td 57 / 736

DU MÊME AUTEUR :

Conjonctivite Granuleuse. — Étiologie et Traitement des Conjonctivites Granuleuses contractées a Cattaro (Autriche) a bord des cuirassés le *Suffren* et le *Friedland*.

NOTES ET OBSERVATIONS

SUR

L'ÉPIDÉMIE CHOLÉRIQUE A TOULON

EN 1884

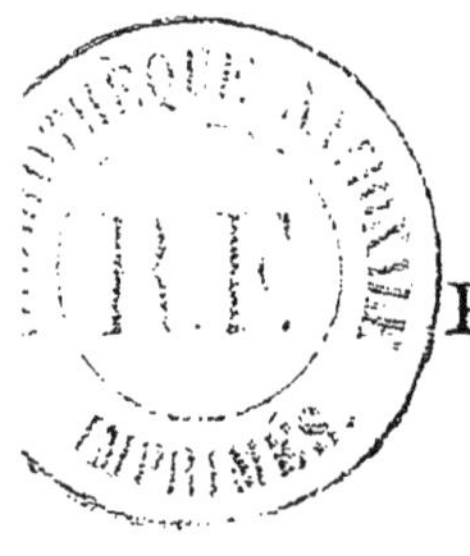

Par le docteur **F. GENDRON**

DE LA FACULTÉ DE PARIS

Membre de la Société de Médecine Publique et d'Hygiène Professionnelle,

Médecin-adjoint à la Compagnie du Gaz

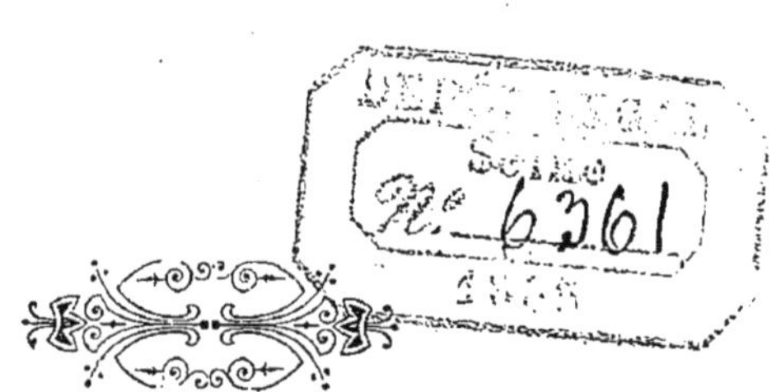

PARIS

ALEXANDRE COCCOZ

LIBRAIRE-ÉDITEUR

11, rue de l'Ancienne-Comédie, 11

—

1885

Est-ce le bacille de Koch, est-ce le bacille d'Emmerik qu'il faut considérer comme la caractéristique du choléra?

Ne faut-il voir, avec Klein, dans le bacille virgule, qu'un microbe analogue à ceux que l'on rencontre dans les liquides en putréfaction? Existant normalement dans l'intestin, il ne serait que le résultat, et non la cause, de l'altération de la muqueuse.

Tout cela est encore dans le domaine de la théorie. Au point de vue *pratique*, nous trouvons les deux séries d'expérience de M. Bochefontaine : ingestion stomachale et injection hypodermique, d'abord de liquide diarrhéique et ensuite de microbes cultivés.

Le résultat a été nul : il est bon d'ajouter que M. Bochefontaine ne s'était pas soumis aux préparatifs bizarres auxquels M. Koch soumet ses cobayes.

Et d'ailleurs, d'après M. Héricourt, en dépit de MM. Nicati et Rietsch, ce fameux spécifique *komma bacillus* existerait partout et en dehors de toute épidémie, sur le sol, dans l'eau, dans l'air, aussi bien que dans les égouts et dans les matières de vidanges; nos vêtements en seraient couverts.

De la théorie des germes, on essaie maintenant de passer à la théorie chimique, que d'aucuns relient l'une à l'autre, le bacille fabriquant une ptomaïne, extraite par M. Gabriel Pouchet des liquides cholériques, et par MM. Nicati et Rietsch des bouillons de culture de microbes.

Seulement, l'injection dans les veines de ce nouveau produit, loin de donner le choléra aux cobayes, paraît agir à la façon des sels de potassium; c'est du moins ce qui ressort des expériences de ces deux derniers auteurs.

« En ce qui concerne l'origine première du choléra, c'est » un empoisonnement, et la substance toxique est d'origine » animale ; c'est vraisemblablement un alcaloïde développé » par les réactions multiples et complexes de la putréfaction, » soit au sein même d'un organisme vivant encore, soit dans » un organisme qui a cessé de vivre. Cet alcaloïde, c'est une » ptomaïne. »

Voilà l'affirmation dernière faite à la tribune de l'Académie, le 8 septembre 1885, par le professeur Peter.

La controverse subsiste, nous n'avons pas la prétention de la faire cesser.

Attaché au service médical de la Division des Equipages de la Flotte pendant toute la durée de l'épidémie cholérique de 1884, nous avons suivi avec le plus grand soin la marche de la maladie, son caractère, son développement.

Les observations que nous avons faites personnellement, ou recueillies à bonne source, nous ont paru présenter quelque intérêt ; nous les publions.

Nous voulons faire ressortir l'efficacité de la prophylaxie, des mesures hygiéniques ordonnées et observées *militairement*.

Quoique l'on ait écrit, la contagion n'a jamais été prouvée scientifiquement, et, chez les esprits les plus prévenus, un doute, si léger qu'il soit, ne peut manquer de subsister.

Ayant acquis la conviction que le choléra n'est pas contagieux, nous le disons hautement, car il nous semble utile de combattre et, si possible, de chasser la peur, en démontrant que le choléra n'est pas plus redoutable que certaines autres maladies épidémiques, auxquelles on ne fait aucune attention, et qu'il dépend beaucoup de nous, d'éviter ses atteintes.

Paris, 31 Octobre 1885.

F. GENDRON.

NOTES ET OBSERVATIONS

SUR

L'ÉPIDÉMIE CHOLÉRIQUE A TOULON

EN 1884

I

Le choléra éclate aux Equipages de la Flotte le 13 juin 1884. Les premiers atteints sont le matelot fusilier Piégué et le quartier-maître de manœuvre Chédanne, affectés à la garde du fourniment à bord du *Montebello*. Ces hommes habitaient le faux-pont, en compagnie de deux autres qui n'ont pas été touchés par la maladie.

Quelle est la cause de l'explosion du fléau? Se trouve-t-on en présence du choléra *nostras* ou du choléra *indien*? Voilà les questions qui se posent à l'esprit tout d'abord et auxquelles il s'agit de répondre.

Les hypothèses les plus contradictoires surgissent.

Nous ne citerons que pour mémoire cette erreur, apportée à Paris peut-être officiellement et désignant le *Montebello* comme un navire où l'on gardait précieusement des hardes provenant des troupes de Crimée. Le *Montebello* a été en Crimée, c'est vrai, en 1854; mais depuis il a fait d'autres voyages et a subi maints nettoyages et maintes réparations. En tout cas, il n'y a rien à bord provenant de la Crimée.

(1) On incrimine le transport la *Sarthe*, on l'accuse d'avoir apporté le germe morbide à Toulon et de l'avoir communiqué à la Division. Mais cette accusation tombe d'elle-même à la suite de l'enquête qui dégage les faits suivants :

Dans le courant d'avril 1884 et à quinze jours d'intervalle, la *Sarthe* a eu, en Cochinchine, deux cas de choléra, dont l'un fut suivi de décès, à l'hôpital de Saïgon, où le malade avait été évacué. Ce navire, primitivement désigné pour effectuer un voyage au Tonkin, reçoit contre-ordre et subit dans la rivière une quarantaine de quinze jours, qui sont employés à mettre à terre tout le chargement et le matériel, à laver, gratter, fumiger et peindre à la chaux le bâtiment dans toutes ses parties. La *Sarthe* part ensuite pour Toulon, et pendant une traversée de *trente-cinq jours*, aucun cas de choléra ne se manifeste à bord.

Tels sont les points principaux consignés dans le rapport du médecin-major et dont l'exactitude est pleinement justifiée par l'immunité que présente l'équipage sur rade à Toulon, lorsque l'épidémie frappe ses coups dans tous les autres points. Ajoutons aussi que les hommes de la *Sarthe* n'étaient pas encore débarqués au moment où le choléra éclate à la Division et que Piégué et Chédanne n'avaient eu aucun rapport avec eux.

L'hypothèse de l'apport du choléra par la *Sarthe* étant écartée, on veut trouver la cause de l'invasion de l'épidémie dans une prétendue vente de sacs d'hommes morts du choléra en Cochinchine, sacs qui auraient été apportés par le *Mytho* et achetés par des marins de la Division.

Sans entrer dans les détails d'une nouvelle enquête minutieuse à laquelle on se livra, nous dirons de suite que, en admettant que ces sacs fussent contaminés, il est incontestable qu'il ne peut y avoir aucune relation de cause à effet entre leur ouverture et l'apparition de l'épidémie à la Division : ces sacs n'ont été ouverts, en effet, à bord de l'*Eylau*, que dans *l'après-midi du* 13, alors que le premier cas de choléra se produisait sur Piégué dans la *nuit du* 12 *au* 13. De plus, le fourrier et les hommes

(1) Extrait du Rapport officiel.

qui ont procédé à l'inventaire des sacs n'ont jamais présenté aucun symptôme cholérique.

Il est, d'ailleurs, de notoriété publique que déjà en avril des cas de choléra douteux avaient été observés en ville par des médecins civils.

II

Il paraît donc difficile, sinon impossible, de désigner la porte par laquelle aurait pénétré le produit spécial qui a engendré le choléra à Toulon. Qu'il nous soit seulement permis de faire remarquer que pendant les deux mois qui précédèrent l'invasion de la maladie, la *constitution climatologique* a présenté une physionomie toute particulière : les vents ont gardé d'une manière presque constante la direction de l'est, sud-est, sud, avec de bien rares brises d'ouest ou de nord-ouest et, chose étrange, jusqu'à la première quinzaine de juin, la température a été plutôt froide que chaude.

Des esprits impatients, voulant à toute force une solution, peuvent chercher à invoquer cette persistance dans la direction des vents pour expliquer l'apport de miasmes nous venant *d'Egypte*, malgré la distance.

Et après tout, si l'on tient absolument à considérer ce dernier pays comme le coupable, pourquoi ne pas penser que Toulon ait été *ensemencé bien antérieurement* à l'explosion du fléau, qui n'aurait eu lieu qu'à l'instant seul où le terrain, passagèrement réfractaire, serait entré en état de réceptivité (1).

Ce qu'il y a de certain, c'est qu'une *sécheresse intense* régnait à Toulon et que cette sécheresse atteignait justement son apogée dans les premiers jours de juin : à cette époque, un grand nombre de puits de la banlieue étaient taris ; ce fait ne s'était pas produit depuis 1877.

Mais pourquoi aller si loin ?

A ces conditions météorologiques spéciales précédant l'épidémie

---

(1) Die Cholera, von prof. von Pettenkofer (Breslau-Berlin 1884).

relions *l'insalubrité* proverbiale d'une ville sans égouts et dont le sol est imprégné fatalement de matières fécales et de toutes sortes d'immondices. N'en voilà-t-il pas assez pour tout expliquer?

En temps ordinaire, même en hiver, la *diarrhée toulonnaise* n'existe-t-elle pas? N'est-ce pas à cause de cela que l'on appelle souvent Toulon *l'antichambre de la Cochinchine?* Et pendant l'été, le choléra *nostras* ne fait-il pas chaque année son apparition, fauchant nombre de victimes?

Cela est si vrai que, au début, on ne crut pas au choléra *indien*. La commission Proust et Brouardel ne put qu'exprimer des doutes.

C'est d'ailleurs ce qui se passe au commencement de chaque épidémie : quand les cas sont peu nombreux encore, on dit *choléra nostras*; dès qu'il y a généralisation, on prononce les mots de *choléra indien*. Est-ce là un raisonnement scientifique?

« Le choléra indien, dit le professeur Peter à l'Académie de Mé-
» decine, dans la séance du 8 septembre 1885, n'est pas une maladie
» isolée dans la pathologie; il a d'incontestables affinités : c'est, en
» effet, le dernier terme d'une série morbide progressive qui va de
» la diarrhée à la diarrhée cholériforme ou cholérine, de celle-ci
» au choléra nostras et de celui-ci au choléra indien.

» La série morbide progressive peut s'arrêter à un terme quel-
» conque, à la cholérine, au choléra nostras. Chaque année, en
» France, nous constatons le fait. Tantôt la série s'arrête au
» deuxième terme, et nous disons *cholérine saisonnière*, ou bien
» au troisième, et nous affirmons qu'il s'agit de *choléra nostras*.
» Eh bien, en vérité, le dernier terme, c'est-à-dire le *choléra in-*
» *dien*, ne diffère du choléra nostras que par l'intensité et l'épidé-
» micité. Observe-t-on un à deux cas de cette dernière espèce, on
» dit choléra nostras ; en observe-t-on cent, c'est le choléra in-
» dien.

» Je suis ici absolument d'accord avec mes deux collègues,
» MM. Jules Guérin et Tholozan (1).

(1) Le choléra dans l'Inde ; ses degrés, ses variétés au point de vue de l'Epidémiologie générale. (Communication de M. Tholozan; séance de l'Académie de Médecine du 25 août 1885.)

» ..... A Marseille, en 1885, pendant deux ou trois mois, on » observe une plus grande fréquence des affections intestinales, » particulièrement graves surtout chez les très-jeunes enfants ; on » attribue cette *constitution médicale* aux chaleurs excessives ; » en fait, ce sont les premiers termes d'une série morbide qui va » devenir progressive ; on est en présence de ce que M. J. Guérin » appelle si justement les diarrhées prémonitoires ; puis, le 25 juin, » un premier cas de mort est attribué au choléra, c'est le *choléra* » *nostras*, avant-dernier terme de la série ; le 13 juillet, second » cas mortel, c'est toujours le choléra nostras ; enfin le 31 juillet, » 13 malades succombent ; ils sont 13, c'est le *choléra indien*. La » série morbide a atteint son dernier terme. »

Cliniquement parlant, il n'y a qu'un choléra, les diagnostics différentiels qu'on voudrait présenter n'ont été péniblement étayés qu'après coup.

Et ce qui apporte un argument puissant à cette manière de voir, c'est qu'il existe des épidémies en quelque sorte intermédiaires entre le choléra nostras et le choléra indien, épidémies que l'on range sous l'une ou l'autre dénomination, suivant une foule de considérations, administratives ou commerciales. Témoin la petite épidémie de 1873 à Paris, qui fut si bénigne, qu'elle passa presque inaperçue de la population.

Sans vouloir pousser plus loin nos affirmations, prenons donc deux ou trois exemples officiels du *choléra nostras* en 1878 à Paris (1).

Juin 1878. — 23 ans. Jeune fille employée dans un magasin depuis l'âge de 16 ans. Elle était d'une constitution très délicate, et, à la suite d'une grande fatigue, elle ressentit pendant un jour et une nuit de la courbature et de la céphalalgie. Puis vinrent la diarrhée et les vomissements, des crampes dans les mollets, de la cyanose dans les extrémités. Cette attaque de *choléra nostras* se termina par la mort après trois jours de maladie.

Août 1878. -- 39 ans. Homme de peine. Se sentant indisposé

---

(1) Rapport général sur les travaux du Conseil d'Hygiène publique et de Salubrité du Département de la Seine 1878-1880 (page 129).

depuis quelques jours, il prit deux purgatifs le même jour, et bientôt survint une diarrhée violente, puis des vomissements bilieux. Transporté à l'hôpital, il se plaint de crampes ; sa face est cyanosée, les extrémités se refroidissent ; la diarrhée continue ainsi que les vomissements ; les urines sont supprimées. Au bout de trois jours, il meurt subitement par syncope. Tous les phénomènes observés prouvent une attaque de *choléra nostras*.

Septembre 1878. — Employé à la Halle. 49 ans. Cet homme usait largement des liqueurs alcooliques. Sa maladie, qui dura moins de deux jours, a offert tous les symptômes du *choléra sporadique*.

Nous nous arrêtons. Ces symptômes du choléra sporadique nous sont bien connus ! Le reste des observations est d'ailleurs à l'avenant, à part de légères variantes ; elles se continuent en 1879, 1880, etc... et ainsi chaque année.

Ce sont aussi ces symptômes que nous avons nous-même observés ; ils sont tellement semblables que nous n'avons pas pris la peine de parler de la diarrhée, des vomissements, des crampes, de l'algidité, etc. Parfois quelques symptômes manquent ; d'autrefois il en est un qui, par sa violence, domine toute la scène (1).

22 *juin* 1884. — Dauphin, quartier-maître. Homme affaibli et atteint de spermatorrhée. Envoyé à l'hôpital avec un choléra violent, sort guéri le 19 juillet.

13 *juillet*. — Punant, ouvrier mécanicien, provenant du Shamrock, le 4 mai. Le jour de son entrée en convalescence de trois mois à passer à Toulon, est envoyé d'urgence de chez lui à Saint-Mandrier pour choléra : crampes, diarrhée. Sort guéri.

3 *juillet*. — Jégou, matelot de 3e classe. Constitution affaiblie. Diarrhée de Cochinchine. Atteint le 3, sort guéri le 20.

4 *juillet*. — Jézéquel, 2e maître-canonnier. Diarrhée de Cochinchine. Atteint le 4 et envoyé à Saint-Mandrier, sort guéri le 15.

---

(1) Toutes les observations de la Division ont été prises par nous ou sous notre direction. — Pour ce qui a trait à la ville, nous en avons été souvent témoin ; nous devons à l'obligeance de nos confrères quelques renseignements complémentaires.

Juillet. — Nazereau, apprenti marin. En traitement à l'hôpital principal depuis trois mois pour plaie à la région du cœur (tentative de suicide). Sous le coup d'un jugement. Boit de l'eau en grande quantité, meurt le 4 juillet. Homme excessivement anémié et dépression sous l'influence de causes morales.

13 *juillet.* — Touchais, matelot de 3e classe, provient du *Villars* (diarrhée de Cochinchine), pris de choléra moyen, sort guéri le 29.

17 *juillet.* — Bonhomme, quartier-maître de mousqueterie. Envoyé à 9 heures du matin après huit jours d'ivresse continue, meurt le 24 juillet.

19 *juillet.* — Uziquel, matelot de 2e classe, fusilier. Convalescent de fièvre typhoïde. Sort guéri le 7 août.

26 *juillet.* — Appriou, provenant du Tonkin. Anémie, diarrhée persistante. Sort guéri le 12 août.

6 *août.* — Pouliquen, infirmier à Saint-Mandrier. Ivresse continue. Décédé.

12 *août.* — Pénaqui, matelot fusilier, venait de Brest, où il avait fait à l'hôpital un long séjour pour bronchite chronique. Constitution faible. Envoyé à l'hôpital à 7 heures du soir ; état grave : diarrhée, vomissements, crampes, etc. Sort guéri le 9 août.

13 *août.* — Mittard, apprenti marin, était en traitement à l'infirmerie pour conjonctivite granuleuse. D'après les renseignements donnés par ses camarades, cet homme avait bu de l'eau de mer le matin même, avant la visite. Diarrhée, crampes, vomissements. Envoyé à l'hôpital à une heure et demie, sort guéri le 24 août.

16 *août.* — Boisard, 2e maître canonnier. Revenu du Tonkin, il y a deux mois, par la *Sarthe* (diarrhée de Cochinchine). Sort guéri le 29 août.

21 *août.* — Thomas, matelot de 3e classe, 48 ans, en punition au service. Homme fatigué et usé ; mort le 23 août.

4 *septembre.* — Fisher, quartier-maître infirmier, décédé le 6. Rentré de convalescence de trois mois (diarrhée de Cochinchine et anémie) qu'il avait passés dans les environs de Toulon.

6 *septembre.* — Fassone, matelot de 3e classe, a eu la diarrhée de Cochinchine l'année dernière ; constitution faible, avait la

diarrhée depuis trois jours sans passer la visite, avait rendu des haricots non digérés. Les crampes commencent au moment où on l'envoie à l'hôpital. Sort guéri le 16 septembre.

9 *septembre*.— Eyquem, apprenti marin, avait la diarrhée depuis six jours sans passer la visite (après avoir acheté à terre une douzaine de pêches qu'il mange du même coup). Sort guéri le 26 septembre.

12 *septembre*. — Brancoli, matelot de 3e classe. Envoyé à l'hôpital à 10 heures du matin, en prévention de conseil de guerre. N'avait pris aucun aliment depuis trois jours. Choléra grave. Sort guéri le 8 octobre.

Les hommes atteints sont donc des hommes fatigués par une maladie antérieure, contractée souvent aux colonies, ou des imprudents, comme on le verra encore dans les faits rapportés plus loin, ou des hommes vivant dans un milieu éminemment insalubre. Ce dernier cas est celui des deux infirmiers de l'hôpital principal, ne faisant aucun service dans les salles, ni à l'amphithéâtre, mais employés à la pharmacie, située au fond d'une cour dans un endroit malsain, sans air, ni lumière, et au-dessus d'un égout, construit d'une façon défectueuse, réservoir de toutes les déjections et les immondices de l'hôpital (1). (La pharmacie est désinfectée et fermée le 13 juillet.)

Le 30 juin, trois vieillards des Petites sœurs des pauvres, trompant leur surveillance, dévorent des fruits en grande quantité et succombent peu de temps après des suites de leur imprudence.

---

(1) Cet égout demande une petite note spéciale, pour dévoiler un fait réellement monstrueux. Il se continue sous terre depuis l'hôpital principal jusqu'à la darse de la Corderie dans l'Arsenal, où il se déverse, c'est-à-dire pendant un parcours de plus d'un kilomètre, par un simple tuyautage, qui n'a pas été visité depuis plus de trente ans, date de sa construction. Ce n'est pas tout. Un tuyautage du même genre et ayant la même destination part de l'hôpital civil et est branché sur le premier. Nous nous demandons dans quel état doit être ce conduit, et de quelle façon les matières peuvent y circuler. Il n'est pas douteux non plus qu'il y ait des fissures et de nombreuses.

Un point grotesque à signaler : à l'hôpital principal, les cabinets des officiers n'aboutissent à l'égout que depuis 1874, époque à laquelle le sous-préfet, dont l'hôtel est en face, voyant arriver directement au ruisseau de la rue par un caniveau, des produits qui lui parurent étranges, en demanda naïvement l'explication.

Le cas de l'élève du Lycée, tout à fait au début, a la même origine.

Le 5 juillet, Julienne, pauvre ouvrière de la rue de l'Oratoire, vivant de travail et de privations, gagne la maladie à la suite d'une indigestion consécutive à une trop grande absorption d'ayoli, et en succombe.

Et ce vieux dentiste octogénaire qui, après avoir fui le fléau en juin, rentre en ville en septembre, se purge et meurt.

III

Le 16 juin, la partie du *Montebello* contenant le fourniment est *désinfectée* à l'hypochlorite de chaux et à l'acide phénique. Les sacs, hamacs appartenant aux hommes atteints, les pièces de fourbissage, etc., sont portés à la salle de fumigation de l'infirmerie.

Le 23, on ordonne la *dissémination* des vaisseaux et le 24 l'évacuation du *Montebello*, à la désinfection complète duquel on procède par les moyens connus. Le navire est gratté dans toutes ses parties, peint à l'intérieur à la chaux phéniquée, et abandonné pendant tout le temps que dure l'épidémie.

Quatre bâtiments nouveaux sont mis à la disposition de la Division, et tout le personnel se trouve ainsi réparti sur des navires offrant les conditions de salubrité les plus satisfaisantes au point de vue de la propreté, de l'espace et de l'aération.

Aussitôt les *mesures hygiéniques et prophylactiques* sont prises et appliquées rigoureusement, d'après les avis du service médical. Propreté absolue des *poulaines* des bâtiments et des latrines de la caserne, qui sont repeintes à la chaux extérieurement et vidées chaque matin par la Compagnie concessionnaire. Un homme est continuellement de faction et balaie chaque selle avec un seau de solution désinfectante (d'abord du sulfate de fer, remplacé bientôt par du chlorure de zinc) contenue dans une *baille* à proximité. On arrive à ce résultat surprenant que les latrines et les *poulaines*, visitées continuellement et par l'autorité et par les médecins, n'offrent plus d'autre odeur qu'une odeur métallique.

L'épidémie suit son cours à la caserne, comme en ville. Mme Deleuze, sœur et cuisinière de la cantinière 3 (cantine des officiers) meurt le 4 juillet. Elle avait la diarrhée depuis quinze jours; nous apprenons en même temps et sa maladie et sa mort.

Le jour même il est procédé à la désinfection méthodique de la cantine 3. Tout ce qu'elle contient est mis dehors et la plus grande partie brûlée dans le jardin de la Division. Les objets en métal, en bois ou en verre sont seuls conservés, après avoir été inondés de chlorure de zinc en solution. Le local est aspergé et lavé au chlorure de zinc, à l'acide phénique, au sulfate de fer; puis de l'hypochlorite de chaux est répandu par terre; et, avant de fermer, on met le feu à une certaine quantité de soufre, dont les vapeurs compléteront l'œuvre de désinfection. Toutes ces mesures sont prises sous la direction d'un médecin qui en surveille l'application.

D'ailleurs, les précautions les plus grandes sont suivies et avec minutie à l'infirmerie. Les paillasses, les matelas des cholériques sont brûlés, les sacs et hamacs sont fumigés et même brûlés, si l'homme est décédé.

Le lit en fer lui-même est badigeonné au chlorure de zinc et à l'hypochlorite de chaux. Est-il besoin de dire que les vomissements et déjections sont immédiatement neutralisés ?

Les hommes sont prévenus dans chaque compagnie verbalement et par affiches qu'ils doivent se faire conduire à l'infirmerie dès qu'ils sentent le moindre malaise. Dans chaque batterie et partie basse sont placés de distance en distance des crachoirs contenant de l'hypochlorite de chaux. On procède immédiatement à l'acidulage des charniers; chaque homme reçoit un quart de vin le soir et un jour de viande supplémentaire est accordé dans la semaine.

Les postes de garde dans les divers points du port sont diminués dans une proportion considérable, et un canot à vapeur est affecté tous les jours au remorquage de la chaloupe conduisant la relève de garde, pour épargner aux hommes un long trajet à parcourir à pied sous le soleil.

Les bords de la darse attirent aussi l'attention de l'autorité, qui fait combler avec de la terre la vase mise à découvert par la marée et pouvant produire des émanations délétères.

Les cantines sont l'objet d'une surveillance spéciale; la voiture amenant les provisions chaque matin est visitée par un médecin, qui ne permet l'introduction dans la caserne d'aucun fruit, si ce n'est pour les tables.

Par ordre du préfet maritime, le quartier est consigné ; et un mois plus tard la musique joue chaque soir à la caserne de 6 à 7 heures, pour égayer les hommes, qui y trouvent une excellente distraction en se livrant à la danse. En somme, tout est fait par l'autorité et par le service médical, avec le meilleur accord, en vue d'arrêter l'épidémie, et dans sa marche et dans son intensité.

Grâce à ces mesures, les premiers soins sont donnés immédiate ment aux hommes atteints. Ceux qui avaient la diarrhée depuis deux ou trois jours étaient mis en observation à l'infirmerie dans une salle spéciale et surveillés d'une manière constante. Les cas graves sont expédiés à l'hôpital dans de bonnes conditions.

IV

Passons maintenant aux résultats acquis et donnons des chiffres. Sur un *effectif réel de* **2,220** *hommes présents* à la Division, il y a eu **16 décès** seulement. Or plus de **800** *diarrhées prémonitoires* ont été traitées aux compagnies, **285** *cholérines* à l'infirmerie et **100** *cas de choléra confirmé* (dont **72** *très graves*) ont été envoyés à l'hôpital.

Voilà d'un côté les mesures prises pour se défendre du fléau, et voilà de l'autre les résultats acquis. Ces résultats sont-ils dignes de tout le mal que l'on s'est donné ? Et d'abord en sont-ils bien la conséquence réelle et, en tout cas, dans quelle proportion peuvent-ils en être la conséquence ?

Toutes les mesures ont été prises en vue de deux buts : 1° *Eviter la contagion* ; 2° Faire vivre l'agglomération d'hommes dans les meilleures conditions hygiéniques possibles et les mettre ainsi en état de résister aux atteintes de la maladie.

Examinons ces deux points :

A-t-on évité la contagion ? La question est complexe ; car, avant d'y répondre, il faudrait établir d'une façon indubitable l'existence de cette contagion. Or voici notre aveu à cet égard. Nous avons traversé complètement et l'étudiant à chaque pas, cette épidémie de choléra, la première à laquelle il nous a été donné d'assister. Forcément imbu, au commencement, des idées classiques ayant cours, nous nous sommes senti forcé petit à petit et plus nous avancions, de faire table rase du passé et de reformer complètement notre opinion.

Nous plaçant au point de vue exclusivement pratique, rejetant toute théorie et toute hypothèse, et n'acceptant que ce que nous avons pu voir et comprendre, de même qu'il nous est impossible d'établir une distinction entre le choléra nostras et le choléra indien et qu'il n'y a pour nous qu'une seule espèce de choléra : on a le choléra ou on ne l'a pas ; de même nous ne pouvons pas croire à la contagion, à la contagion du moins telle qu'on a coutume de l'expliquer.

Notre manière de voir repose sur des faits indéniables, constatés par nous et autour de nous ; et nous disons : *il n'y a pas de contagion*, puisque, en temps d'épidémie, *tout le monde a le choléra* ; et, si l'on tient à parler de miasmes ou de microbes, comment ne veut-on pas qu'on en soit totalement imprégné ?

On a donc le choléra sous une forme quelconque, mais se terminant de la même façon, à la moindre imprudence, au moindre écart de régime. Personne n'est dans son état normal : quelques-uns ont de la diarrhée de temps en temps ou même d'une façon continue, et les autres ont, au contraire, de la constipation avec embarras gastrique.

Remarquons que sur **2,220** hommes, 800+285+100=**1,185**, c'est-à-dire plus de la moitié ont réclamé nos soins. Quant aux autres, ils n'ont pas échappé à l'action toxique et la preuve, c'est que quelques-uns d'entre eux, interrogés par nous, ont répondu qu'ils avaient été aux prises avec un état de malaise qu'ils ne pouvaient définir, et qui permet d'admettre, d'une manière générale, que tous les individus ont ressenti, à des degrés divers, l'influence du principe morbide.

Voici d'ailleurs ce que dit à ce sujet le professeur Peter dans le discours dont nous avons déjà cité un passage : « L'observation » attentive des faits démontre que si le choléra est contagieux, il

» est d'une *contagiosité toute relative*. La contagiosité absolue » est celle qui s'opère sans acception ni exception d'organisme : » c'est celle de la variole, de la scarlatine et de la rougeole.

» La contagiosité relative est celle où il y a acception de per- » sonnes, ou rapports répétés, et séjour prolongé dans le milieu » contaminé. Eh bien! il en est ainsi pour le choléra : ceux qu'il » atteint de préférence et qu'il frappe le plus fort présentent les » conditions générales que j'indique, auxquelles s'ajoute le plus » souvent un état catarrhal antérieur des voies digestives. C'est » l'aptitude morbide ou prédisposition. La contagiosité cholérique » est donc essentiellement limitée, et limitée par des conditions » extrinsèques aussi bien qu'intrinsèques.

» Les conditions extrinsèques sont : la fréquence ou l'intensité » des rapports ; les conditions intrinsèques sont : le chagrin, la » fatigue, un état maladif antérieur. Ainsi la contagiosité choléri- » que est limitée à la fois par la prédisposition individuelle et les » conditions de milieu, ce qui explique qu'on ne l'ait rigoureuse- » ment constatée que 93 fois sur 3,710 cas, d'après le récent rap- » port de M. Marey.

» Il n'y a donc aucune excuse à cette folle terreur causée par le » choléra de 1884, terreur que la croyance aux microbes a fait » naître, et qui sera une des hontes de la fin du dix-neuvième » siècle.

» Le choléra indien n'est donc autre que le choléra nostras, et » il peut naître sur place par l'intensité graduellement croissante » des causes morbifiques. Cette génération spontanée du choléra » indien, on l'observe chaque année sur les bords du Gange, très » fréquemment à La Mecque, et on vient chez nous, sous nos yeux, » de le constater cette année même à Marseille. »

La contagion se produirait-elle par les malades? Mais ceux qui les soignent ne sont pas plus frappés, peut-être même le seraient-ils moins. A cela on répond d'abord qu'il y a accoutumance, ensuite que les selles fraîches ne sont pas nocives. Mais dire qu'il y a accoutumance est une affirmation toute gratuite, et nous ferons remarquer que dans une autre maladie, déclarée tout aussi contagieuse que le choléra, dans la fièvre jaune, ce sont justement les médecins, infirmiers, sœurs de charité, etc., qui sont les plus frappés : en 1878, à part deux ou trois exceptions, le corps médical tout entier du Sénégal succomba.

D'un autre côté, on ajoute que les selles deviennent dangereuses surtout du troisième au quatrième jour (1) et l'on appuie ce dire par la mortalité qui serait plus grande chez les garçons d'amphithéâtre, les employés des pompes funèbres, les vidangeurs (2). Or, à Toulon, il n'est pas mort un seul garçon d'amphithéâtre, un seul employé des pompes funèbres, un seul vidangeur. La mortalité des blanchisseuses et des cardeurs de matelas n'a pas été plus importante que dans les autres corps de métier. Quant aux prétendus cas intérieurs des hôpitaux, Pettenkofer les a suffisamment battus en brèche, de même que la transmission par l'eau de boisson. (3)

Un exemple bien saisissant et qui porte plus loin, car il vise l'importation de la maladie : peu après le début du choléra à Toulon, dans les derniers jours de juin, plus de 3,000 Toulonnais avaient passé par Paris, plusieurs même s'y fixant définitivement. Or, les premiers cas de choléra ne se montrèrent à Paris que le 3 novembre, c'est-à-dire quatre mois plud tard !

« Cette importation, nous dit-on, est le résultat de l'arrivée dans » une localité d'un individu ou d'objets contaminés. Or, comment » se fait-il que dans certains cas, à Paris notamment, l'arrivée de » soixante à quatre-vingt mille individus provenant de foyers cho- » lériques, n'y ait déterminé à bref délai l'éclosion de l'épidémie, » et cela alors même que quelques-uns de ces individus sont venus » terminer leur maladie dans cette même localité ? (4)

» Quant à l'action des quarantaines de la mer Rouge, je ne la

---

(1) A la suite d'expériences, reconnues d'ailleurs inexactes, sur toutes sortes d'animaux et surtout sur des souris blanches (Tiersh). Pourtant aucun animal ne nous a paru atteint, ni volailles, ni chiens, ni chats entre autres. Les oiseaux n'ont pas fui au loin. Bien plus, les rues de la ville étant, pour ainsi dire, abandonnées le soir, jamais on n'avait vu pulluler autant de rats, qui paraissaient loin d'être incommodés par l'épidémie.

(2) Voir la note page 26.

(3) Von Pettenkofer, loc. cit.

(4) Réponse de M. J. Guérin à la suite de la lecture du Rapport de M. Proust au sujet du développement du choléra dans un certain nombre de localités. — Académie de médecine; séance du 27 janvier 1885.

» nie pas ; mais j'affirme qu'elle est bien loin d'être prouvée. Par » le golfe Persique, où il n'y a pas de quarantaines et dont les » ports persans sont en continuelles communications avec l'Inde et » surtout avec la ville de Bombay, foyer cholérique persistant et » intense, le choléra n'a fait irruption en Perse qu'une fois, en 1821.

» Je conclurai en disant que si (comme cela a été proposé et exé- » cuté depuis 1866 à grands frais pour la mer Rouge), on avait » établi en 1822 une quarantaine à l'entrée du golfe Persique, on » pourrait croire avoir préservé par là, la Perse du choléra indien » pendant soixante-trois ans. » (1)

On objectera que les résultats ont été brillants à la Division des Equipages de la Flotte où la prophylaxie a diminué, peut-être même réduit à zéro les cas de contagion ; qu'en conséquence l'efficacité des désinfectants ne peut être mise en doute.

Allons au fond des choses.

Des mesures énergiques ont été prises, il est vrai, à la caserne, mais elles se bornaient à une propreté et à une désinfection méticuleuse des latrines et de tout ce qui avait pu toucher un homme *contaminé sérieusement*. Rien de plus.

Mais ne nous a-t-on pas dit assez souvent que la simple diarrhée prémonitoire, elle aussi, est contagieuse, tout autant que le choléra confirmé. — Or les huit cents hommes atteints de cette diarrhée ont-ils été désinfectés? Ont-ils été isolés? — Non, cela était impossible; comment donc opposer une barrière à cette contagion, si elle existait réellement?

Et le quartier consigné?

L'était-il pour les officiers? L'était-il pour les adjudants et les seconds maîtres? L'était-il pour les plantons des officiers? L'était-il pour une foule d'hommes tels que musiciens, etc., que leurs fonctions spéciales mettaient à l'abri de cette mesure? Et les postes de garde, qui changeaient chaque jour?

Cet isolement était absolument illusoire, et il ne faut y voir qu'une mesure hygiénique qui, en retenant à la caserne le plus grand nombre d'hommes, diminuait par conséquent les cas d'ivresse et d'imprudence.

---

(1) *La Peste et le Choléra en Perse sans les quarantaines*, par M. Tholozan. - Séance de l'Académie des sciences du 24 août 1885.

On pourrait faire des remarques analogues sur la surveillance des cantines et sur ce qu'on y apportait.

Bien plus, nous avons dit qu'on brûlait les sacs des hommes décédés. C'est vrai, mais cet acte énergique arrivait trop tard. Car, en tout, il faut compter avec l'administration. Or, avant de brûler ces sacs, on les ouvrait, pour en vider le contenu, que l'on palpait, en le passant de mains en mains. On en faisait l'inventaire : ce mot dit tout.

Par conséquent, précautions hygiéniques et administration immédiate de soins, voilà la cause réelle des résultats.

V

En temps d'épidémie, tout le monde a le choléra, nous l'avons déjà dit ; il tue exclusivement les gens faibles, quelle que soit la cause de cette faiblesse, et les imprudents.

C'est ici qu'intervient la question *de résistance* habituelle à l'empoisonnement, résistance dont les éléments sont fournis par la vigueur de la constitution et l'observance d'une hygiène rigoureuse à tous les points de vue : ces deux facteurs ont une importance capitale. En effet, n'y a-t-il pas lieu de reconnaître que, dans l'immense majorité des cas, le choléra frappe sur des individus à *constitution débilitée* déjà par une maladie antérieure.

Nous étions tellement convaincus de cette influence que, dès le début de l'épidémie, nous fîmes tous nos efforts pour envoyer en convalescence les hommes affaiblis et débarrasser la Division, persuadé qu'ils deviendraient facilement la proie du fléau. Ainsi, un jeune ouvrier mécanicien du nom d'Algoud, albuminurique soigné à l'infirmerie, nous donne de fortes craintes. Il est expédié en toute hâte à l'hôpital (29 juin), et nous revient dans les premiers jours de juillet avec un congé de convalescence. Mais il lui faut encore rester à la Division pour attendre ses pièces. Bientôt pris par la diarrhée, il est renvoyé à l'hôpital et y succombe le 9 juillet.

N'avons-nous pas vu l'épidémie atteindre avec une grande prédilection les hommes empreints d'alcoolisme, et ceux qui se laissaient aller à toutes sortes d'excès capables d'amener la moindre dépression physique ?

Citerons-nous le décès de ce spécialiste bien connu de la ville, et par son adresse et par ses habitudes d'intempérance (22 juillet) ? Raconterons-nous l'histoire et la mort de ce jeune couple marié depuis quatre mois et continuant vraisemblablement, malgré l'épidémie, ses excès génésiques ?

Et les cas, où il y a les deux causes à la fois : débilité par maladie antérieure et excès alcooliques ou autres !

Le premier maître Hamon venait de faire un long séjour aux colonies : âgé de 45 ans, il attendait chez lui sa retraite. Non content d'avoir rapporté la diarrhée, il continuait à boire comme par le passé. Le 14 août, à l'occasion d'une fête de famille, il commet imprudences sur imprudences, s'arrête chez tous les marchands de vin, achète un melon, le mange entièrement et à lui seul, boit de l'eau à même une cruche et en quantité considérable. Il se couche ivre ; le 16, à 10 heures du matin il était mort.

Un lieutenant d'infanterie de marine rentre de Cayenne très fatigué et avec la dysenterie : il veut fêter son retour ; il meurt le 29 juin.

Cas absolument identique d'un sergent d'infanterie de marine (3 août).

D'ailleurs, la remarque en a été faite depuis longtemps, les cas sont plus fréquents les lundis et les lendemains de fêtes. C'est aussi l'explication la plus simple des deux recrudescences, l'une suivant le 14 juillet, et l'autre l'Assomption (15 août).

L'influence de la résistance individuelle contre le choléra nous paraît si fondée, que nous sommes portés à affirmer, d'après les faits observés, que les gens atteints de misère physiologique et sociale sont beaucoup plus aptes que les autres à contracter le choléra ; que celui-ci constitue la maladie des pauvres, des débilités, des imprudents, chacun ayant sa part d'intoxication épidémique.

VI

C'est une maladie grave, si on se laisse aller à l'insouciance et aux défauts de soins ; c'est une maladie relativement facile à combattre, si on l'attaque dès le début.

Car pour nous, *le cas foudroyant n'existe pas*. Des personnes tuées en une journée ou une demi-journée, nous en avons cherché, mais en vain : jamais, en allant au fond des choses, nous n'en avons trouvé un seul exemple réellement authentique. Toujours la diarrhée prémonitoire existe et au moins depuis deux ou trois jours.

Voyez cet homme qui se promène le cigare aux lèvres, il sort du café et paraît plein de santé. Mais qu'a-t-il ? Le voilà qui chancelle. On se précipite à son secours. La face est décomposée ; il vomit abondamment la bière qu'il vient d'absorber et des aliments à peine digérés. Le mal fait des progrès effrayants. On transporte le moribond chez lui ou à l'hôpital. Il est déjà froid. Les crampes le prennent, en un mot tous les symptômes se dessinent et il est emporté en quelques heures. Mais si le médecin, en donnant des soins à cet homme, peut l'interroger, il lui répondra d'une voix cassée qu'il avait la diarrhée depuis plusieurs jours, qu'il n'y faisait pas attention et qu'il a continué son genre d'existence, sans y rien changer.

Voilà le type des cas foudroyants, celui que l'on rencontre à chaque pas, dans le courant d'une épidémie.

C'était un garçon robuste, que le jeune X... ; le 10 juillet il va prendre un bain de mer avec ses amis, va avec eux au café, où il boit avec excès. Le soir, après son dîner, il sacrifie plusieurs fois à Vénus. Rentré chez lui, il a soif encore et vide sa carafe. Il est pris et bien pris ; on le transporte à l'hôpital dans la matinée et il succombe à 11 heures (11 juillet). Seulement X... avait la diarrhée depuis plusieurs jours, et le 10 au matin il était même encore en traitement à l'hôpital, d'où il sortit, par imprudence, sans être guéri.

Le cas est instructif ; il s'agit, en effet, d'un jeune homme très vigoureux, mais aussi très insouciant, et ayant justement trop confiance dans sa force, puisqu'il se croyait permis toutes sortes d'excès, ayant encore la diarrhée.

Et le matelot Coq de la Division ! — On ramasse ce vieil ivrogne dans le ruisseau, en face même de l'hôpital principal, où on le transporte (11 heures du soir), à 2 heures du matin il était mort (2 juillet). Cas t .ès foudroyant.

Voyons l'enquête à laquelle nous avons procédé nous-même. D'abord nous trouvons son nom sur le cahier de visite de la veille :

en traitement à sa compagnie pour diarrhée. A 2 heures de l'après-midi, le 1er juillet, il faisait du scandale au *percolateur*, étant en état d'ivresse. Il parvient à sortir de la caserne sans permission avec une vareuse de quartier-maître. Dans la soirée on le rencontre de plus en plus ivre au Pont-du-Las.

Le boulanger de la rue Nationale, qui servait encore ses clients à 8 heures du soir et mourait à 2 heures du matin, avait la diarrhée depuis plusieurs jours. De même pour cet Enseigne de vaisseau de l'Escadre qui succombe en arrivant à Saint-Mandrier (6 novembre).

Cette femme qui, en plein milieu de l'épidémie, voulut assister à l'exhumation de son mari, mort depuis plus d'un an (on eut le tort d'accorder cette autorisation), avait aussi la diarrhée. Elle est suffoquée par l'odeur qui s'échappe de la bière ouverte et sans doute aussi par l'émotion. Prise de vomissements, on la traîne mourante chez elle et, en quelques heures, elle succombe (août).

Chédanne, le second cas du *Montebello* et de la Division (14 juin), avait la diarrhée de Cochinchine et était un alcoolique au dernier degré. Il succombe vingt minutes après son arrivée à l'hôpital.

Le quartier-maître canonnier Morvan, de service au poste de l'Arsenal pour le canon du soir, se purge le 24 juin avec deux verres d'eau de mer pour guérir sa diarrhée. Envoyé d'urgence à l'hôpital, il y meurt le lendemain matin.

C'est un cas du même genre que celui de cet officier supérieur en retraite (un des premiers de l'épidémie) qui se tue en voulant faire une cure aux abricots à sa campagne, toujours pour guérir sa diarrhée (29 juin.

Le Bot, envoyé le 26 juin pour diarrhée persistante à l'hôpital, en sort le 1er juillet. Mais il n'était pas guéri de sa diarrhée. Renvoyé le soir même, il succombe le lendemain.

Quant à Bahaut, apprenti fusilier, qui, envoyé à l'hôpital le 8, à 7 heures et demie, y meurt le lendemain à 8 heures, nous apprenons qu'il avait la diarrhée depuis plusieurs jours et que son père, maître de la prison, le soignait lui-même dans sa chambre (quels soins !)

Botrel avait la diarrhée de Cochinchine depuis huit ans ; envoyé le 14 juillet à 8 heures et demie du matin, il meurt le soir.

Augrois, homme ayant fait vingt ans de prison (45 ans), soigné à l'infirmerie depuis plusieurs jours pour diarrhée. Envoyé à l'hôpital le 21 juillet et décédé le même jour.

Laridon, deuxième maître de mousqueterie. Envoyé à l'hôpital à 1 heure et demie de l'après midi pour bronchite chronique et diarrhée persistante (diarrhée depuis six jours), meurt le lendemain.

Rozec, 2e maître de mousqueterie. Diarrhée depuis plusieurs jours. A passé la nuit à terre dans une maison de prostitution. Homme s'adonnant à la boisson. Revenait de convalescence (fièvre intermittente). Il est à remarquer que cet homme, ramassé dans la batterie du *Jupiter*, au milieu de ses vomissements et de ses déjections dans la journée du 6 octobre, fut soigné de 2 à 3 heures à l'infirmerie et expédié à l'hôpital, au moment où la réaction commençait à se produire. Il succombe à Saint-Mandrier, le 7, à 7 heures et demie du soir.

VII

Nous n'essayerons pas de faire le *diagnostic différentiel* entre le choléra nostras et le choléra indien : ce que nous avons dit plus haut à ce sujet doit nous dispenser d'y insister à nouveau.

Quant aux autres maladies ayant quelque rapport de similitude avec le choléra, il a été suffisamment écrit sur la matière. Rappelons néanmoins que c'est le moment choisi par les *empoisonneurs* pour se débarrasser des personnes qui les gênent.

Ayant déjà signalé l'état particulier de l'économie pendant une épidémie de choléra, nous nous contenterons de dire qu'il n'y a pas lieu de s'étonner de la fréquence de l'*indigestion* et de l'*embarras gastrique*.

Il y a là un écueil, d'autant plus que, mal traitées, ces deux affections se transforment rapidement en choléra confirmé, qui vient d'ailleurs terminer toute maladie.

En temps de choléra, on ne meurt guère que du choléra ; et c'est précisément un médecin qui, dès le début de l'épidémie, vint nous confirmer la véracité de ce fait.

Borel était atteint d'une affection de cœur depuis de longues années ; tout récemment encore il venait de passer quatre mois et demi au Val-de-Grâce. A l'hôpital de Toulon depuis quinze jours et presque agonisant depuis une semaine, il meurt du choléra le 4 juillet.

Dès qu'une personne est prise de vomissements, on a trop de tendance à porter d'emblée le diagnostic du choléra. L'époque où l'on se trouve ne doit pas empêcher d'examiner scrupuleusement son malade, et l'on évitera ainsi plus d'une erreur regrettable. Nous citerons un exemple bien remarquable.

Le 22 août, nous sommes appelé auprès d'un ouvrier de l'Arsenal, considéré comme atteint de choléra grave. Nous trouvons un homme sans diarrhée, ni crampes, ni refroidissement, ni voix cassée, mais tout au contraire fièvre élevée, langue sale et constipation opiniâtre depuis plusieurs jours. Il s'agissait simplement d'un embarras gastrique, dont l'état s'était rapidement exagéré à la suite de l'ingestion d'un melon entier et d'une grande quantité d'eau. Nous sommes bien forcé d'interdire la potion traditionnelle au laudanum et au bismuth. Diète, repos, lavement émollient additionné de 30 grammes d'huile d'olive, 1 gramme de sulfate de quinine à prendre par cachets de 0 gr. 25, limonade vineuse, voilà quel fut notre traitement.

Le lendemain, l'ouvrier était sur pied et le surlendemain il reprenait son service à l'Arsenal.

Autre indigestion formidable d'un membre de l'Université, qui avait trop bien dîné avec un de ses amis : le pouls est faible et le corps tout couvert de sueurs; vomissements alimentaires abondants et douleurs épigastriques violentes. D'abord un peu de glace et d'eau de seltz avec du sirop de groseille, pour calmer les vomissements et l'angoisse épigastrique. Puis lavement, limonade et sulfate de quinine. Notre malade est guéri le lendemain (23 septembre).

VIII

En suivant pas à pas *la marche* du choléra, on voit que l'épidémie commence officiellement dans la nuit du 13 juin sur deux hommes du *Montebello*. L'affolement de la population est général ; les caisses publiques sont encombrées, chacun veut retirer de l'argent pour fuir le fléau. L'*émigration* commence. L'augmentation des décès est activée dans la première quinzaine de juillet par les plus malheureux émigrés qui, après s'être mal nourris au dehors et avoir vécu jusqu'à ce moment dans de mauvaises conditions hygiéniques, rentrent à Toulon fatigués et déprimés, offrant à la maladie un nouvel appoint. C'est alors qu'on installe l'hôpital Bon-Rencontre.

Puis la *Fête nationale* achève de porter l'épidémie à son apogée : le 19 juillet, 53 décès pour une population excessivement réduite, peut-être à 30,000 (?).

Dans la seconde quinzaine, la mortalité, qui est très diminuée pourtant, se transporte surtout dans les *faubourgs*, où est entassé d'une façon déplorable tout un peuple, ayant épuisé depuis longtemps ses ressources, à cause du chômage forcé.

Aussi en août la plupart rentrent en ville, où ils vont retrouver un peu de travail et par conséquent une nourriture plus saine et plus substantielle. Il y aura bien une petite recrudescence, à laquelle ne sera pas étrangère non plus la fête de l'*Assomption*.

La *décroissance* a pourtant commencé à s'accentuer le 23 juillet : nous attribuons ce résultat au *mistral*, qui s'est mis à souffler le 19 et continue avec violence pendant une semaine.

La chaleur humide que nous subissions causait une lassitude indescriptible. Le soir on se couchait, espérant prendre un peu de repos, après une journée très occupée, et le lendemain au réveil, malgré une nuit remplie par le sommeil, on avait le corps brisé. Cet état n'était réellement plus supportable. Ce mistral, que nous avons bien des fois maudit, a été notre sauveur.

Mais alors se montrent des affections nouvelles : la constipation a, en partie, remplacé la diarrhée; on voit quelques angines, quelques fièvres éruptives, mais surtout des *fièvres typhoïdes*. Le début de cette dernière maladie est étrange, la constitution épidémique en a changé complètement l'aspect. Les hommes se présentent à la visite avec 40° à 41° d'emblée. On les couche, et la marche est alors normale dans la suite, mais la forme est grave (tous les jours deux ou trois fièvres typhoïdes envoyées à l'hôpital par la Division et les plus sérieuses seulement).

Le 11 août, diminution du personnel des ambulances de la ville ; le 14, *départ des médecins* et étudiants de Montpellier ; à la même date les médecins de la marine et les infirmiers, détachés extraordinairement, rallient leurs ports.

D'ailleurs, à la visite du matin au quartier, au lieu de 120 hommes, on n'en compte plus qu'une cinquantaine.

Vers la fin du mois, la *rentrée* s'accentue et la population de Toulon augmente de jour en jour. La ville reprend peu à peu son mouvement et son aspect accoutumé. Il y a encore beaucoup de magasins fermés. Mais que feraient certains grands commerçants, qui vivent surtout de la marine ? L'escadre n'est pas à Toulon et on ne fait pas d'armements. Et puis certains d'entre eux sont morts ou ont des deuils de famille.

En septembre, tout le monde est revenu, et il n'y a de manquants que les gens riches, que leurs affaires n'appellent pas à Toulon avant l'hiver.

A la Caserne, les vaisseaux ont été évacués et les compagnies ont repris leurs anciens postes ; le quartier est déconsigné (23 septembre). Les exercices recommencent, ainsi que les habitudes antérieures : en un mot, tout est rentré dans l'ordre.

Avec octobre, arrivent des pluies abondantes, qui donnent le dernier coup de balai à l'épidémie.

IX

Analysons et comparons rapidement la *mortalité* en ville et à la caserne.

A la caserne, il y a eu 16 décès pour 2,220 soit **0.72 0/0**. En ville, on a atteint le chiffre de 890, ce qui, proportionnellement, devrait donner une population de 122,000 habitants. Or, la population en temps ordinaire n'est que de 70,000. Il est bien difficile de savoir à combien elle s'était réduite pendant l'épidémie : il n'y a pourtant aucune exagération à dire qu'elle était tombée à 30,000 au plus. La mortalité aurait donc été quatre fois aussi forte *en ville* qu'à la caserne, soit près de **3 0/0**. Les hommes et les femmes ont été frappés en nombre sensiblement égal ; mais l'âge de prédilection a été de 30 à 60 ans. Les quartiers les plus insalubres et les faubourgs ont été les plus atteints. Nous en avons dit la raison.

A la caserne, c'est le *Jupiter* qui a fourni le coefficient le plus élevé de cas de choléra et de cholérines traitées à l'infirmerie. Ce vaisseau renfermait les fusilliers qui, par la nature de leurs fonctions, étaient soumis, malgré l'attention bienveillante de l'autorité, à une fatigue plus soutenue, en raison des postes de garde dans le port, dont le nombre pourtant avait été diminué pendant l'épidémie, pour éviter toute dépression physique.

La *Cérès*, au contraire, a été à peine touchée par l'épidémie. Nous devons faire remarquer que pour dégager la Division, ce navire, conduit en rade, a été continuellement soumis à une aération très efficace.

Sur nos 16 décés, il y en a 12 sur lesquels nous avons fourni des renseignements qui prouvent suffisamment qu'il s'agissait d'hommes usés par la maladie ou l'alcool et d'imprudents. Quant à Piégué et Laurent, ils ne présentaient que de la faiblesse de constitution, sans maladie apparente. Restent donc deux hommes seulement, Simon et Legoff, chez lesquels, faute de renseignements, la cause nous échappe.

Décédés	Dates	Navires	Compagnies	Effectif	
Laurent....	21 juin....	*Jupiter*...	Fusiliers.......	320	2.220 hommes
Le Bot......	2 juillet..				
Bahaut.....	8 juillet..				
Rozec......	7 octobre.				
Bonhomme..	24 juillet..	*Algésiras*.	2e recrutement..	470	
Laridon.....	20 août....		1er inscrits......		
Algoud. ...	9 juillet..	*Masséna*..	2e inscrits......	320	
Angrois....	21 juillet..		Mécaniciens.....		
Thomas....	23 août....				
Robino.....	3 juillet..	*Eylau*....	Petit état-major	250	
Morvan.....	25 juin....	*Calvados*..	Canonniers.....	320	
Legoff......	11 juillet..				
Botrel......	14 juillet..				
Simon......	24 juin....	*Alexandre*	Gabiers........	320	
—	—	*Cérès*....	1er recrutement..	220	
Piégué......	20 juin....	*Montebello*	Fusilliers.......		Evacué le 24 juin.
Chédanne...	14 juin....		Mécaniciens....		
			Petit état-major		

X

Contre les conditions météorologiques et tous les effets qui en découlent, nous sommes absolument impuissants et réduits à subir la fatalité.

C'est indirectement que nous pouvons lutter et nous pouvons beaucoup dans la question hygiénique, où réside la *prophylaxie* réelle.

Une fois l'épidémie constituée, les véritables causes de sa propagation sont l'encombrement, le défaut d'hygiène, la peur qui déprime l'individu, en annihilant ses forces.

N'essayons donc pas d'arrêter la contagion, ce serait une chimère, en admettant que cette contagion existe réellement. Mais pour nous défendre, faisons en sorte de vivre dans les *meilleures conditions hygiéniques possibles* : la conduite tenue à la Division des Equipages de la Flotte nous semble pouvoir servir de modèle en la matière.

Qu'une *propreté absolue* préside à tous les usages domestiques. Rien de ce qui peut vicier l'air ne restera dans la maison qui doit, au point de vue de *l'aération* et de *la lumière*, réunir toutes les conditions de salubrité parfaite. Les rues les plus frappées furent aussi les rues les plus sales et composées de logements insalubres, où étaient entassées des familles dans des chambres trop petites et ne recevant suffisamment ni air, ni lumière.

Mais est-il nécessaire de *désinfecter* les objets contaminés ? Oui, quelles que soient les idées qu'on puisse avoir au sujet de la contagion, ne fût-ce que pour donner satisfaction au préjugé. Il faut combattre la maladie par l'hygiène et la propreté : désinfecter rentre dans ce cadre.

Pour notre part, nous avouons préférer, dans une ville où il n'existe pas d'égouts, le jet au ruisseau, tel qu'il se pratique à Toulon, aux fosses et aux tinettes mobiles, mais sous la réserve, bien entendue, que des chasses puissantes d'eau balayent incessamment les ruisseaux, et qu'il ne se forme pas surtout, sous les ponceaux, des amas de matières. Ce dernier accident se produisait fréquemment à Toulon, soit que les chasses d'eau ne fussent pas assez puissantes à certains endroits, soit qu'un vice de construction provoquât ces engagements. Il fallait alors opérer le curage de ces véritables petites fosses fixes à ciel ouvert et, pendant des heures entières, régnait alors alentour l'odeur la plus infecte.

La question de la vidange et des eaux ménagères se réduit à celle-ci : loin de la maison, loin de la ville ; donc tout à l'égout, ou tout par l'égout, au moyen d'un tuyautage spécial, pour ceux craignant le mélange des vidanges aux eaux d'égout.

L'établissement des fosses fixes est contraire à toutes les lois de l'hygiène ; il n'est pas admissible de vivre au-dessus d'un amas de matières fécales, représentant plusieurs mètres cubes, dont on fait la vidange, dans certains cas, tous les dix ans seulement. Si bien bétonnée que soit la fosse, les infiltrations sont à craindre, surtout pour une ville comme Toulon, où beaucoup de maisons ont leurs puits. Et que signifie la visite de l'inspecteur, une fois la vidange terminée, si cette vidange et cette visite ont lieu tous les dix ans ! De plus, malgré les cuvettes à clapet les mieux faites, malgré les siphons les plus parfaits et les plus perfectionnés, n'aura-t-on jamais d'émanations délétères, surtout pendant les grandes chaleurs de l'été ? (1) Et les tuyaux d'évent, c'est une belle chose, si hauts qu'ils soient ! D'abord, ils ne fonctionnent pas toujours bien. Et ensuite, que devient ce mauvais air ? — Le vent l'entraînera au loin. — Et quand il n'y a pas de vent, où retombe-t-il ? Et les pluies, ne doivent-elles pas l'abattre sur la ville, pour l'infester encore davantage ?

Les tinettes mobiles et les tinettes filtrantes donnent lieu aux mêmes critiques. Seules les tinettes mobiles sont acceptables dans les cours, aussi bien que dans les casernes, lorsqu'on en fait chaque jour la vidange et qu'il est facile de les vérifier et de les désinfecter.

---

(1) Il ne faudrait pas pourtant exagérer outre mesure les effets nocifs des matières de vidange et des eaux d'égout dans les temps ordinaires ou pendant une épidémie. Les vidangeurs et les égoutiers sont des hommes bien portants, et les statistiques sont là pour leur accorder une *immunité indéniable* pendant le choléra. D'ailleurs M. Porak prouve par des chiffres que, quelle que soit l'origine des exhalaisons dites *odeurs de Paris* (usines, fabriques, dépotoirs, égouts, tuyaux d'évent de fosses d'aisance), elles n'ont pas eu de conséquences funestes sur la santé publique et que la mortalité ne s'est nullement accrue pendant cette période. (Rapport sur les travaux de la commission d'hygiène du 6e arrondissement 1880, par M. Prévôt, maire.

Habitant un local aéré et éclairé, chassant loin de nous nos matières fécales et nos eaux ménagères, nous avons fait le principal pour tout ce qui nous entoure, et c'est de notre personne elle-même qu'il faut nous occuper maintenant.

Ne rien changer à ses habitudes est une formule que l'on a assez souvent répétée. Il ne faudrait pourtant pas l'accepter à la lettre. Si vos habitudes sont mauvaises, vous devez les modifier, absolument comme vous avez essayé de modifier l'hygiène de votre ville, de votre habitation. Nourrissez-vous bien, insistez sur la propreté du corps et surtout ne vous purgez pas. Nous avons cité deux ou trois exemples probants à ce sujet.

Après les recommandations ordinaires touchant les excès de toute sorte, fatigues excessives, excès vénériens et surtout excès alcooliques, la question la plus importante à aborder est celle de *l'alimentation.*

Quand le choléra éclate quelque part, il y a deux catégories de commerçants dont les recettes s'élèvent, malgré l'émigration d'une partie de la population : ce sont les pharmaciens et les marchands de vins.

Le pharmacien vend surtout du laudanum, du bismuth et toute la série des prétendus spécifiques du choléra. Là il n'y a pas grand mal, ou plutôt même, c'est un bien que de se procurer immédiatement ces remèdes, de façon à les avoir sous la main, si l'on est pris par la maladie et à faire quelque chose, en attendant l'arrivée du médecin (1).

Il n'en est pas de même de *l'alcool*, qui est pris d'une façon intempestive et à tout propos, sous forme d'eau-de-vie ou de rhum, pour tuer le microbe. Sans parler de ceux qui s'enivrent complètement, et chaque jour, il en est d'autres, et en grand nombre, qui, par cette nouvelle habitude, irritent leurs voies digestives et

(1) Faire quelque chose, mais ne pas faire trop. Un remède populaire composé d'huile, de vin, de poivre blanc et d'autres ingrédients a certainement achevé bien des malades Citons cet exemple caractéristique : Le premier maître fourrier Blanc attaché au Major de la Division (Matricule) avait la diarrhée. Il demande à rester chez lui pour se soigner. — A huit heures du soir, il avale le fameux remède ; à minuit il était mort (septembre).

voient alors s'aggraver leur embarras gastrique, conséquence déjà naturelle de la constitution spéciale sous laquelle ils vivent. Ajoutez à cela l'usage tout aussi immodéré du thé et vous aurez le spectacle de gens qui, dans les meilleures intentions du monde, pour éviter la maladie, se mettent inconsciemment en situation d'en être frappés.

Il sera bon de remplacer l'eau ordinaire, qui peut être plus ou moins bonne, par une *eau minérale* peu chargée, telle que Saint-Galmier ou Condillac. Enfin, nous conseillons par-dessus tout l'usage de *la glace* à tous les repas. Bien loin de causer la diarrhée, la glace l'arréte dans la majorité des cas, en activant et règlant les fonctions digestives.

Quant à l'alimentation proprement dite, il y a peu de chose à dire, si ce n'est de ne pas commettre d'excès de table et de se défier particulièrement des aliments indigestes et des crudités. Un peu de salade ne peut pourtant que faire du bien ; mais ce que l'on ne mangerait certainement pas impunément, ce sont des salades de piments verts et de tomates crues qui, absorbées en grande quantité, ont causé plusieurs cas de mort dans le Midi.

Les fruits mûrs et de bonne qualité seront mangés sans inconvénients ; mais il faut les peler avec soin.

En un mot, éviter les indigestions et les causes de diarrhée.

XI

La cause réelle du choléra n'étant pas connue, c'est dire qu'il n'existe pas un traitement curatif, un véritable traitement rationnel. Le jour où il sera absolument démontré que le choléra est dû à des microbes et que ces microbes seront connus, tout ne sera pas fait : le plus difficile consistera à appliquer un parasiticide assez puissant, tout en ne causant pas une perturbation trop grande à l'organisme, sinon peut-être pour tuer ces microbes, mais pour empêcher au moins leur repullulation, pour en un mot transformer notre corps de terrain de culture parfait, en terrain absolument stérilisé.

Actuellement nous ne pouvons encore faire le diagnostic que par les symptômes, et le traitement sera *symptomatique*.

Un point reste acquis, c'est que si la maladie est plus ou moins rapidement générale, il est toujours vrai que cette généralisation part du tube digestif primitivement atteint.

Il y a donc une *localisation intestinale*, et plus on sera rapproché du début de la maladie, moins il y aura tendance à cette généralisation. Or, cette *diarrhée prémonitoire*, qui existe longtemps à l'avance, qui est déjà le choléra, a une importance capitale, car elle est *curable* et facilement curable. Il faut donc la soigner dès le début : le dérangement intestinal le plus simple et auquel on ne ferait pas attention en temps ordinaire, doit être sérieusement surveillé.

Qu'avons-nous remarqué à la Division ? — Le choléra se manifestait violemment sur les marins des divers navires, qui ne venaient pas réclamer les soins des médecins aux premiers symptômes. Très rarement nous avons vu la maladie se confirmer sur les hommes en traitement pour diarrhée à l'infirmerie. — Ce fait constitue un argument puissant en faveur de l'importance des *soins immédiats*, quand le choléra se déclare.

C'est sans aucun doute pour la même raison que les décès ont été beaucoup plus considérables en ville, où le manque de soins venait s'ajouter aux mauvaises conditions hygiéniques. Aussi, tandis qne Saint-Mandrier, qui ne recevait que des malades traités dès le début, a eu une mortalité de **15 0/0**, celle de Bon-Rencontre, où l'on n'amenait que des moribonds, qui n'avaient reçu aucun soin, s'est élevée au chiffre effroyable de **69 0/0**.

Mais que doit-on entendre par diarrhée ? Cette question est beaucoup moins oiseuse qu'elle pourrait paraître au premier abord. Il y a des personnes qui, normalement, vont deux et trois fois à la selle par jour ; il y en a d'autres qui n'y vont qu'une fois ou même tous les deux jours, et pourtant les uns et les autres sont en bonne santé. Mais qu'un de ceux qui vont une seule fois en 24 heures, se mette à y aller deux ou trois fois dans la même journée, tout en ayant encore des selles presque moulées, pour celui-là il y a diarrhée déjà, et il est temps de prendre quelques précautions, tandis que d'autres avec deux ou trois selles sont dans leur état normal.

Quant aux malheureux, atteints de diarrhée ou de dysenterie chronique, ils sont, par ce fait seul, en telle imminence morbide, qu'il leur faut à tout prix fuir le foyer cholérique : sans cela ils peuvent succomber tôt ou tard.

Ce fut le cas de deux officiers distingués, le lieutenant de vaisseau Berte et le commissaire Vignetti (20 août), ayant tous deux la diarrhée de Cochinchine à l'état chronique.

D'ailleurs, toutes les anciennes maladies du tube intestinal ont de la tendance à revenir, en temps d'épidémie, même après une guérison paraissant complète.

Il faut même faire attention à la diarrhée, accusée seulement par l'augmentation des selles, et, sans pourtant changer complètement déjà et sa vie et ses habitudes, s'observer à table, en ne mangeant que des mets d'une digestion facile, des œufs, de la viande saignante, mais sans sauce.

Dès que les selles deviennent pâteuses et surtout liquides, c'est autre chose. S'endormir dans l'insouciance, c'est aller à sa perte, d'autant plus que cette diarrhée n'a, dans la majorité des cas, tout d'abord aucune influence sur l'économie — c'est ce qui en fait la traîtrise. Prenez garde : vous allez fournir un cas foudroyant.

Oh alors ! il n'y a qu'à se mettre au repos le plus absolu, se coucher même, c'est ce qu'on a de mieux à faire. Diète complète, du laudanum et de l'éther et en bien peu de temps on sera remis. Seulement il ne s'agit pas de donner cinq gouttes de laudanum sans plus s'occuper du malade. Il faut commencer par quinze gouttes au moins en une seule fois et renouveler cette dose encore deux fois dans la journée, si la diarrhée ne s'arrête pas, en filant les prises, bien entendu. On peut ajouter à la potion, de l'éther, du bismuth et du ratanhia, quoique l'influence de ces deux derniers médicaments soit peut-être secondaire, du thé punché pour calmer la soif.

Quand la maladie s'accentue, et revêt les signes distinctifs du véritable empoisonnement, il faut combattre un à un les symptômes et là encore, si l'on n'a pas attendu trop longtemps, il y a de grandes chances d'être victorieux.

Le symptôme réellement gênant est le vomissement, il empêche de donner les médicaments par les voies supérieures. C'est la potion de Rivière et les boissons glacées qui réussissent le mieux pour le combattre.

Heureusement pourtant que nous avons la ressource des injections hypodermiques. Mais si elles nous rendent des services avec le chlorhydrate de morphine, elles nous en rendent bien plus encore avec l'éther, quand l'algidité se produit et que la peau ne fonctionne pas, pas plus d'ailleurs que la circulation.

Ce n'est pas une seule injection d'éther qu'on fera. On doit commencer d'emblée par deux ou trois, puis continuer de dix minutes en dix minutes, et rarement on aura besoin d'aller jusqu'à sept et huit. Ces injections agissent réellement d'une façon remarquable. On voit cette peau sèche et rugueuse se ramollir peu à peu; puis la sueur commence à sourdre et la réaction a lieu. Il faut être appelé bien tard pour ne pas obtenir ce résultat.

Les injections intraveineuses ont certainement causé de véritables résurrections (célèbre succès de notre maître Lorain, à l'hôpital Saint-Antoine, sur un homme absolument algide, vrai cadavre, porté sur une table d'opération) et elles sont destinées à rendre encore des services (1). D'après le professeur Péter, ces injections n'agiraient qu'en produisant une excitation de la paroi veineuse, d'où naîtrait un réflexe thérapeuthique du grand sympathique, agissant en sens inverse du réflexe morbide, émané du plexus solaire.

La réaction sera d'ailleurs aidée par la chaleur sous forme de moines, de repassage au fer chaud, de thé punché, acétate d'ammoniaque et frictions, accompagnées surtout de *massage*.

C'est, en effet, ce dernier mode de procéder qui réussit si bien contre ces crampes terribles et qu'il faut avoir ressenties au moins une fois pour en comprendre toute la douleur ; la friction dans ce cas n'est pas suffisante : il faut masser, pétrir les muscles contracturés, qui alors cèdent peu à peu, et le malade se trouve entièrement soulagé.

(1) Le docteur Rouvier (de Toulon) a récemment obtenu 18 guérisons sur 55 opérés. (Séance de l'Académie de Médecine du 13 octobre 1885).

Mais le médicament par excellence du choléra, c'est pour nous l'*ipéca*, la fameuse racine antidysentérique. Le choléra a d'abord une manifestation locale, c'est donc localement qu'il faut l'attaquer. Et quel plus puissant modificateur de la muqueuse intestinale possédons-nous, si ce n'est l'ipéca? Donnons-le donc et hâtons-nous. Donnons-le par la bouche, sous forme de vin et à petites doses espacées, de façon à ne pas produire de vomissements.

Si les vomissements existent, donnons en lavement la décoction brésilienne. Qu'on n'aille pas nous dire que nous allons encore refroidir notre malade? Et, après tout, n'avons-nous pas à notre disposition la chaleur, les frictions, pour lutter, et surtout les injections d'éther? D'ailleurs il n'y a pas de temps à perdre, il s'agit d'aller couper le mal jusque dans sa racine et il ne faut pas tergiverser.

La réaction, une fois obtenue, demande à être sérieusement surveillée, de façon à ne pas dépasser le but; et le médecin doit mettre en jeu toute sa sagacité pour combattre efficacement chaque symptôme nouveau.

BIBLIOTHÈQUE

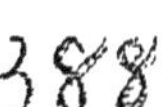
388

Paris. — Imprimerie SCHILLER, 10 et 11, faubourg Montmartre.

www.ingramcontent.com/pod-product-compliance
Ingram Content Group UK Ltd.
Pitfield, Milton Keynes, MK11 3LW, UK
UKHW021026200726
13857UKWH00004B/1603

9 782012 924321